AF401159

Docteur Jean TERSON

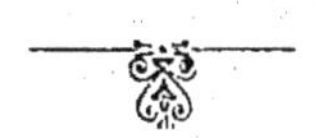

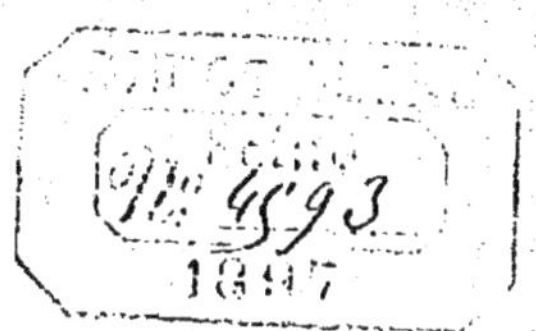

De l'Enophtalmie

et

de l'Exophtalmie

alternantes

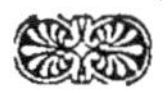

PARIS

Henri JOUVE

15, Rue Racine, 15

1897

CONTRIBUTION A L'ÉTUDE

DE

L'ENOPHTALMIE ET DE L'EXOPHTALMIE

ALTERNANTES

Introduction

L'étude de l'exophtalmie dans ses si nombreuses
variétés, bien que si fouillée depuis quelque temps,
reste encore à élucider sur bien des points, et c'est
un sujet toujours important à étudier vu les diffi-
cultés qui existent encore, à cause de la rareté des
autopsies, pour l'explication de la symptomatologie
et la nature des différentes formes d'exophtalmie.
L'état opposé à l'exophtalmie, l'enophtalmie, est
néanmoins encore bien moins connu que l'exophtalmie, malgré un certain nombre d'observations.

Il nous a paru intéressant d'étudier des cas où
non seulement l'enophtalmie existe, mais encore où

l'exophtalmie survient inopinément ou volontaire-
ment, soit à la suite d'un effort, soit par la compression des jugulaires. Nous avons été entraîné à choi-
sir ce sujet de travail après avoir entendu sur cette
matière une leçon clinique de M. le professeur Panas
qui nous a autorisé à nous servir de l'observation
inédite qui en était la base.

Nous saisissons ici l'occasion de remercier cet
excellent Maître de sa bienveillance à notre égard
pendant toutes nos études ophtalmologiques et médicales et pour l'honneur qu'il nous fait en acceptant
la présidence de notre thèse. Nous avons pu, pendant trois années, suivre ses si intéressantes leçons
cliniques, ses consultations polycliniques et ses opérations. Nous avons pu le voir constamment unir le
souci des idées générales à l'examen et à la théra-
peutique oculaires de ses malades.

Qu'il veuille bien recevoir l'expression de notre
vive gratitude pour l'enseignement que nous avons
puisé dans son service.

Mon père, le docteur Terson (de Toulouse), a été
mon premier maître en ophtalmologie ; je l'ai
aidé dans ses opérations, avant même d'avoir
commencé mes études médicales, et c'est au moment de revenir à ses côtés pour le seconder dans
le traitement médical et chirurgical de ses malades,
que je viens lui adresser le profond témoignage de
ma reconnaissance pour l'impulsion qu'il m'a toujours donnée et l'affection de tous les instants qu'il
m'a inaltérablement témoignée.

Mon frère, le Dr Albert Terson (de Paris), chef de clinique ophtalmologique de la Faculté à l'Hôtel-Dieu, m'a prodigué ses meilleurs conseils et son appui constant. J'ai pu sous sa direction examiner de près les maladies oculaires et suivre avec fruit ses Cours pratiques d'ophtalmoscopie et de chirurgie de l'œil.

J'ai complété mon instruction médicale auprès de MM. Tillaux, Dieulafoy, Robin, Potain, Pinard, Campenon, Marie, qui m'ont accueilli avec bienveillance dans leurs services.

Je remercie aussi M. le Dr Paul Launay, prosecteur à l'amphithéâtre des hôpitaux, pour les conseils si utiles qu'il m'a prodigués.

Qu'il me soit permis d'adresser encore l'assurance de mon souvenir reconnaissant à tous mes maîtres de la Faculté de médecine de Toulouse à qui je dois ma première instruction médicale et en particulier à MM. Jeannel, Caubet, Charpy et Bézy.

Je prie mon cher ami, Charles Labelle, d'agréer l'expression de ma vive sympathie; les années d'études vécues ensemble laisseront en moi le meilleur souvenir.

Définition — Division du sujet

Nous nous attacherons exclusivement dans notre travail à décrire un syndrome particulier qui s'observe chez quelques malades plus nombreux peut-être qu'il ne semble au premier abord, si l'on en juge par les publications de ces dernières années sur ce sujet.

Ce qu'il y a de tout à fait particulier dans ces observations, c'est la présence successive des deux états inverses dans la situation du globe oculaire par rapport à l'axe antéro-postérieur de l'orbite.

L'enophtalmie est l'état habituel du côté lésé; l'exophtalmie ne lui succède que dans certaines circonstances et disparaît, dès que la cause (effort, inclinaison de la tête en avant, etc...) a cessé. De plus, nous démontrerons par l'étude suivie de ces malades que l'énophtalmie, très peu accentuée au début, finit par devenir si marquée que l'œil est profondément enfoncé dans l'orbite. C'est donc l'énophtalmie qui constitue le fait permanent et l'exophtalmie le fait passager.

Il s'agit donc, en réalité, de l'étude de certains cas d'enophtalmie dont la caractéristique est de pouvoir se transformer subitement et accessoirement en exophtalmie.

On n'est pas encore complètement fixé sur les rapports qui existent entre cette affection si spéciale et d'une physionomie clinique si imprévue, et d'autres cas souvent réunis avec elle et qui constituent de véritables tumeurs orbitaires, congénitales ou post-traumatiques, avec exophtalmie habituelle ou situation anormale de l'œil (Magnus, Mazel, Dolgenkow), dans lesquels l'exophtalmie s'exagère au moindre effort et sous l'influence de l'inclinaison de la tête en avant.

Il s'agit surtout, dans ces cas-là, très probablement d'angiomes de l'orbite et bien certainement, dans les cas que nous aurons à étudier, il y a également une dilatation des veines orbitaires. Pour plus de clarté, nous restreindrons notre sujet à la description des cas où l'œil, de temps à autre exophtalme, est à l'état habituel *enophtalme* ou sans trace d'exophtalmie permanente.

On a donné des dénominations diverses à cette maladie, en les basant sur la production subite de l'exophtalmie. C'est ainsi que l'affection a été appelée exophtalmie périodique (Magnus) (1) ou intermittente. Sergent (2) a proposé le nom d'*exophtal-*

1. Magnus. *Klin. Monatsbl.*, 1884.
2. Sergent. *Gaz. des Hôp.*, 1893.

mie à volonté, qui exprime bien, en effet, certains caractères de l'exophtalmie apparaissant à un effort, à une inclinaison volontaire de la tête, etc. Mais il faut reconnaître que cette exophtalmie survient aussi dans une multitude de mouvements non volontaires, et cette exophtalmie est aussi involontaire (coït, défécation, etc.) que volontaire. Nous croyons que le nom *d'enophtalmie et d'exophtalmie alternantes* (A. Terson) (1) exprime d'autant mieux la succession des deux états disparates, qu'ils surviennent fortuitement ou par une impulsion voulue par le malade. De plus, le seul nom d'exophtalmie à volonté est incomplet, *puisqu'il ne tient pas compte de l'état enophtalmique* qui est l'élément essentiel de la maladie et constitue la situation presque constante de l'œil.

1. A. Terson. *Mal. des yeux* (tome V du *Traité de chir. clin. et op.*, dirigé par MM. Le Dentu et P. Delbet).

Historique

C'est à Mackensie (1), auquel il faut si souvent revenir pour le tableau clinique, sinon pour l'interprétation, des principales affections oculaires, que l'on doit la première description nette, bien que résumée, des cas qui nous occupent. Voici son observation :

Le malade, qui était tonnelier, fut admis au Glasgow Eye Infirmary pour une ophtalmie catarrho-rhumatismale affectant surtout l'œil droit. Lorsqu'il y fut depuis quelques jours, on découvrit que, quand il se penchait en avant, même seulement pour quelques minutes, il éprouvait une sensation comme si quelque chose venait remplir ou comprimer le dessus de son œil droit, qui commençait immédiatement à faire hernie. Lorsqu'il relevait la tête, la saillie de l'œil était très remarquable. Lorsque l'œil était ainsi déplacé, il n'y voyait qu'indistinctement. Cet organe commençait bientôt à se retirer, et au bout de quelques minutes, il avait repris sa place ordinaire. Quand l'œil était en place, le malade le faisait mouvoir

1. Mackenzie. *Traité des maladies de l'œil*, 1856, t. 1 (trad. Testelin et Warlomont).

complètement à sa volonté, et il en était encore presque de même lorsqu'il était déplacé. Les mouvements de l'iris étaient naturels. Il se plaignait de ressentir dans l'orbite une douleur intense, qui fut soulagée par la saignée, et les purgatifs mercuriels. Il raconta que le déplacement de son œil avait débuté cinq ans avant qu'il se présentât au Eye Infirmary, et qu'il s'était montré un jour où il avait porté un fardeau sur le dos. Il était difficile de trouver là une explication satisfaisante. Il est probable que la hernie de l'œil dépendait d'un état variqueux des veines ophtalmiques, le sang refluant de ces vaisseaux dans les sinus de la dure-mère quand la tête était relevée ou rejetée en arrière, et repassant au contraire dans ces vaisseaux, sous l'influence de la pesanteur, quand la tête s'inclinait en avant. La tonicité des muscles était probablement aussi diminuée.

Nous trouvons ensuite dans la *Gazette des Hôpitaux* de 1858, la très intéressante observation suivante due à Foucher.

Il s'agit d'une femme âgée de 37 ans, qui vint le 17 juillet se présenter à la consultation du Bureau central. Cette femme, dont la santé a toujours été excellente, porte depuis son enfance une hypertrophie assez considérable du corps thyroïde, mais dont elle ne s'est jamais préoccupée. La maladie pour laquelle elle vient consulter est survenue spontanément, il y a environ un an, et a augmenté insensiblement. C'est une tumeur occupant la partie interne du pourtour de la cavité orbitaire, soulevant la paupière supérieure dans l'espace compris entre le rebord orbitaire et le grand angle de l'œil du côté gauche.

Pour apprécier les caractères de cette tumeur, il faut examiner la malade dans deux positions différentes :

1° Quand la malade a la tête droite, *la tumeur n'existe pas.* La peau de sa paupière n'est pas soulevée et offre complètement son aspect normal. Le doigt appliqué sur la région ne perçoit aucun battement. Le pourtour de la cavité orbitaire n'est pas altéré, et en pénétrant avec l'extrémité du doigt aussi profondément que possible vers la cavité orbitaire, on ne sent aucune inégalité, aucune dépression anormale de l'os, ni aucune tumeur. En un mot, *dans cette position, on ne trouve rien qui puisse faire soupçonner l'existence d'une lésion quelconque, et les régions orbito-palpébrales des deux côtés offrent complètement la même disposition.*

2° *Lorsque la malade penche la tête en avant,* l'on voit immédiatement se produire une tumeur dans la région indiquée ; cette tumeur, du volume d'une petite noix, soulève la peau de la moitié interne de la paupière supérieure et s'avance sous la partie interne du sourcil. Elle est indolente, sans coloration anormale, mollasse, dépressible, fluctuante. Les grands efforts d'expiration y déterminent un peu de tension et de gonflement ; par contre, on remarqu une légère diminution du volume lors des mouvements d'inspiration. *La tumeur disparaît entièrement en quelques minutes quand la tête est maintenue droite.* Il n'existe aucun battement en rapport avec le mouvement circulatoire, ni aucun bruit anormal. La compression exercée sur le rebord et sur la voûte orbitaire n'empêche nullement la tumeur de disparaître et de se reproduire dans les circonstances que nous venons d'indiquer. Le globe oculaire dont les milieux sont parfaitement transparents, est un peu gêné dans ses mouvements (1) ; lorsque la tumeur a son

---

1. Nous croyons qu'il est impossible qu'il n'y eut pas un léger degré d'exophtalmie, lorsque la malade faisait un effort.

maximum de volume, la vision se fatigue vite et se trouble quand la malade veut travailler ; c'est même cette seule circonstance qui a engagé cette femme à venir consulter.

Un troisième cas est celui de Grôning (1). Voici son observation :

S... W..., âgé de 45 ans, raconte qu'il y a cinq ans, ayant la tête baissée, il éprouva brusquement une sensation de pesanteur du côté de l'œil droit, qui en même temps lui sembla tendre à tomber. La main portée sur l'œil lui permit de s'assurer que cet organe faisait une saillie anormale ; se relevant et se regardant dans une glace, il ne vit rien d'anormal. Le même phénomène se reproduisit pendant son travail et depuis lors, toutes les fois qu'il se penche, son œil fait saillie à l'extérieur.

Cet homme louche de l'œil droit ; toutefois sa vue est assez bonne. $\left(R.\ M = \frac{1}{4\,1/2}\ S. = \frac{20}{50};\ L.\ M. = \frac{1}{6}\ S. = \frac{20}{70} \right)$

L'examen ophtalmoscopique montre un peu d'atrophie papillaire et un staphylome postérieur assez étendu. De plus, le patient est daltonin, il ne distingue ni le rouge ni le vert.

Lorsque le malade se penche en avant, l'exophtalmie se manifeste aussitôt et atteint son maximum (15 millim.) lorsqu'il vient à toucher la terre avec ses mains. Ainsi procidant, l'œil est beaucoup moins mobile, il ne peut guère se tourner qu'en dedans, toute tentative pour le renverser est douloureuse. Une pression lente et méthodique sur le globe oculaire le fait rentrer dans l'orbite, mais

1. Grôning. *New-York. für Augen und Ohren*, 1873. *Rev. des s. méd.*, 1873.

la procidence réapparaît dès que cette pression vient à cesser. Nul bruit à l'auscultation, nulle diminution de la procidence, par la compression des artères du cou.

Une quatrième observation est due à Vieusse (1).

Dès le lendemain de son arrivée au corps, se présentait à notre visite le nommé B..., soldat au 34e régiment d'artillerie, affirmant que, de son œil gauche, la vue s'était considérablement affaiblie. En effet, en examinant avec attention le malade, on était frappé de la différence d'aspect que présentaient les deux yeux. L'œil droit a l'apparence normale ; le globe oculaire de l'œil gauche enfoncé dans l'orbite aux abords très saillants, aux culs-de-sac conjonctivaux presque effacés, laisse voir de côté, par son retrait en arrière, une conjonctive très pâle.

Posant le doigt sur le globe de l'œil dans une pression légère, vous sentez l'organe solide fuir, se dérober et se sauver dans le fond de l'orbite, sans déterminer aucun phénomène de compression cérébrale. Dans les deux yeux, le mouvement est normal et identique, pas de déviation, jamais une vue double.

De cet examen il résulte que, dans l'œil gauche, le tissu graisseux de l'orbite a été résorbé ; on dirait un simple amaigrissement semblable à celui des vieillards.

Autre fait. L'œil change de place suivant la position de la tête. Est-elle horizontale ? L'œil s'enfonce dans l'orbite. Penché en avant, l'œil se congestionne et la vue disparaît. Voilà ce que nous affirmait le malade. Devant nous l'épreuve fut faite.

1. Ieusse. Communication entre la cavité arachnoïdienne et la capsule de Tenon. Association franç. pour l'Av. des sciences, août 1878.

B... baisse la tête, reste quelques secondes dans cette position, et la relève vivement.

Alors l'œil devient saillant, et à la boursouflure des paupières, à la congestion de la conjonctive, on croirait à une exophtalmie complète. Cet état disparaît vite et l'œil reprend son aspect primitif.

Pendant l'expérience, il nous a été impossible, en appliquant le doigt sur le globe de l'œil, de découvrir ni battements, ni pulsations. Plusieurs fois répétée sans douleur ni fatigue, l'expérience donne toujours les mêmes résultats.

De l'aveu du malade, rien du côté du cerveau. Un jour, il y a quatre ans environ, il éprouve une défaillance de quelques minutes ; quand il reprend connaissance le mal est déclaré.

B... attribue l'accident à son état de charpentier, qui l'obligeait aux nombreux mouvements de tête que la profession exige. L'ophtalmoscope a permis de rectifier certaines assertions du malade et de reconnaître que, dans la situation horizontale, la vue est normale à gauche.

Nous citerons ensuite l'observation de Magnus (1).

Garçon de 13 ans, yeux normaux. Projection de l'œil en avant, en dehors et en bas quand le sujet se baisse. Le doigt, à ce moment de l'exophtalmie, passé sous le rebord orbitaire, sent une tumeur tendue, élastique, non pulsatile, laquelle se perd, en une minute environ, lorsque le sujet se tient debout. Cet état existe depuis la naissance. D'autre part, il existe *dans la moitié correspondante de la tête des dilatations variqueuses des veines.*

1. Magnus. *Klin. Monatsb.*, p. 62, 1884 (rés. par Van Duyse).

Magnus admet du côté de la paroi interne de l'orbite un *amas de veines variqueuses.*

Gessner (1) rapporte l'observation suivante :

Fille de 17 ans. Avec la tête droite, exophtalmos et œil en position normale. La tête étant baissée pendant une demi à une minute, le bulbe proémine de trois à cinq millimètres de plus que l'autre et des douleurs se produisent dans l'orbite. Pour expliquer l'exophtalmie, Gessner admet un amas de *veines variqueuses rétrobulbaires* et attribue l'exophtalmos à la disparition de la graisse orbitaire par les veines élargies.

M. Panas cite également une observation de Schwarzschild (2) et en donne ce résumé :

« Cocher de 20 ans ; à l'âge de 8 ans, coup sur le rebord orbitaire droit avec plaie à la région sourcilière. Quelques jours après, énophtalmie atteignant 6 millimètres ; enfoncement prononcé de la paupière supérieure avec diminution de la fente palpébrale. Dans l'attitude penchée de la tête, exophtalmie de 6 millimètres ; ce qui donne 12 millimètres pour l'excursion totale du globe. V $=$ 1 ; fond d'œil normal ; mobilité à peu près conservée ; arrêt de développement de la face du même côté.

L'auteur fait remarquer que son cas est le seul où l'exophtal-

---

1. Gessner. *Centralbl. f. p. Augenheilk,* 1889 (rés. par Van Duyse).
2. Schwarzschild. *Med. Rec. New-York,* 14 mai 1892.

Terson

2

mie traumatique se transformait en exophtalmie. Nous pensons qu'il s'agissait plutôt ici d'exophtalmie variqueuse. »

C'est le mémoire de Sergent (1), consciencieusement travaillé et reposant sur une observation absolument typique, qui a, on peut le dire, fait connaître en France ces cas si curieux d'exophtalmie intermittente et établi très complètement la symptomatologie de l'affection, en y ajoutant le résultat de la compression des jugulaires. De plus, sans être complètement élucidée, la pathogénie, est discutée avec soin. Voici l'observation de Sergent :

Le 28 octobre 1892, le nommé Michel D..., âgé de 44 ans, teinturier, entrait pour une attaque de rhumatisme aigu à l'hôpital Saint-Antoine dans le service de M. le Dr Gingeot, dont j'étais alors l'interne. Il sortait guéri dans les premiers jours de janvier.

Mais quelques jours avant de quitter le service, il m'avait rendu témoin d'un phénomène curieux que personne n'avait soupçonné pendant son long séjour à l'hôpital. C'était une exophtalmie qu'il produisait à volonté en baissant la tête pendant quelques secondes.

I. — ANTÉCÉDENTS. — *Antécédents héréditaires.* — Rien à signaler ; personne dans sa famille n'a présenté le même phénomène.

Antécédents personnels. — D... n'a jamais eu aucune maladie dans son enfance. En 1888, à 40 ans, il souffre d'une première attaque de rhumatisme articulaire aigu ; en 1892 (le 28 octobre)

1. Sergent, *Gaz. des Hôp.*, mai 1893.

il a une deuxième attaque de rhumatisme et entre dans le service de M. le Dr Gingeot.

II. — Etude clinique du phénomène. — A. — *Interrogatoire.*
— D... s'est aperçu pour la première fois du phénomène que je vais étudier vers l'âge de 7 ans, d'une façon toute fortuite. Etant occupé à cirer des chaussures, la tête baissée, il se redressa brusquement pour embrasser une de ses tantes qui venait d'entrer dans la pièce où il se tenait. Celle-ci ne pouvant réprimer l'étonnement que lui causait la figure étrange de l'enfant, s'écria : « Tu as donc reçu un coup sur l'œil ! » Puis, presque aussitôt : « Tiens, je ne vois plus rien ! ». L'enfant s'étant baissé à nouveau, elle vit se reproduire sous ses yeux le phénomène qui avait causé sa stupéfaction.

C'était l'exophtalmie à volonté, reconnue pour la première fois chez D... Mais l'enfant ne sentait rien. Il dut, pour être convaincu, se regarder dans une glace après s'être baissé.

Depuis ce moment, son attention se trouvant attirée de ce côté, il s'observa et remarqua que le phénomène se produisait fréquemment, qu'il lui suffisait de baisser la tête pour le provoquer. Aussi s'amusa-t-il souvent à étonner ses jeunes amis et plus tard ses camarades d'atelier, en répétant devant eux sa petite expérience.

Il a remarqué, en outre, que le phénomène se produit également lorsqu'il fait des efforts violents et notamment pendant la défécation. Il lui arrive souvent, lorsqu'il porte sur le dos un lourd fardeau, de ressentir dans le côté gauche du cou, de la face et du front, des tiraillements assez douloureux qui l'obligent à déposer sa charge. Il constate alors que l'œil gauche est en état de procidence. Il est permis de supposer, bien qu'il n'ait jamais eu l'occasion de le remarquer, qu'il doit en être de même dans toutes les circonstances qui s'accompagnent d'un effort violent et prolongé.

D... ne ressent *jamais de douleurs* dans l'orbite ni dans l'œil, pas même au moment où se produit l'exophtalmie. Cependant, si le phénomène est indolent, il n'en est pas moins perçu. D... n'a plus besoin de se regarder dans une glace pour savoir si son œil est saillant ; il est averti par une sensation spéciale, bien connue de lui : *il sent son exophtalmie.*

B. — *Examen.* — 1° *A l'état normal.* — a. *Station verticale de la tête.* — Lorsque D... est tranquille, qu'il respire librement, qu'il a la tête droite, *l'œil gauche est notablement plus enfoncé dans l'orbite* que le droit. Il en résulte un certain degré d'asymétrie faciale, qui peut passer inaperçue si on n'est pas prévenu, mais qui frappe lorsqu'on est averti.

La pommette paraît plus saillante ; le rebord orbitaire se dessine plus nettement ; l'arcade orbitaire surtout forme une sorte de crête sur laquelle la peau se tend pour s'enfoncer dans l'orbite, entraînant avec elle le sourcil dont la queue est plus tombante qu'à droite ; les culs-de-sac palpébraux sont plus creux ; l'ouverture palpébrale est un peu moins grande. Il semble que l'œil ait tendance à fuir dans la profondeur de l'orbite, entraînant avec lui par traction mécanique les téguments du pourtour orbitaire. Il n'existe sur le pourtour orbitaire aucune trace de tumeur variqueuse ni autre. Les paupières présentent simplement sur leur convexité de très fines veinules violacées plus apparentes que du côté droit.

La direction de l'axe antéro-postérieur du globe oculaire est symétrique à celle de l'œil droit ; il n'y a pas le plus léger degré de strabisme. Les mouvements du globe se font sans la moindre gêne dans tous les sens et synergiquement avec ceux de l'œil droit. Il en est de même de l'orbiculaire et du releveur de la paupière supérieure.

L'ouverture pupillaire est égale à celle de l'œil droit; l'accommodation à la distance et à la lumière est normale.

Tels sont les caractères que révèle l'inspection.

Si maintenant on exerce avec le doigt une pression légère sur le globe oculaire, on sent l'œil se dérober, fuir dans l'orbite, doucement comme en glissant, entraînant de plus en plus avec lui les téguments. Par cette manœuvre, qui ne révèle aucune sensation de tumeur située derrière le globe, on peut s'assurer qu'il existe *une raréfaction sinon une disparition complète du tissu cellulo-adipeux de l'orbite et un relâchement des moyens de fixité de l'œil.*

Cette manœuvre est indolente jusqu'au moment où le globe ayant atteint sa limite de retrait, l'appareil ligamenteux, tendu à l'excès, résiste.

b. Décubitus dorsal. — Pour provoquer le retrait de l'œil, il n'est pas nécessaire d'avoir recours à la pression digitale, il suffit de faire coucher le malade sur le dos et de lui faire renverser la tête en arrière.

Tels sont les caractères que j'ai pu constater en dehors de l'état d'exophtalmie.

2° Dans l'état d'exophtalmie. — D... pouvant produire à volonté la procidence de son œil gauche, j'ai pu étudier facilement les caractères de cette exophtalmie et rechercher les différentes conditions dans lesquelles elle se produit. J'ai choisi pour la description le cas de l'effort qui m'a permis de voir la saillie de l'œil se produire sous nos yeux progressivement.

a. Effort. — Je suppose que D... est assis en face de moi et qu'il pousse comme pour aller à la selle. Après quatre à cinq secondes d'effort, D... fait signe qu'il sent quelque chose, et au même instant la fente palpébrale s'entr'ouvre, et le globe oculaire commence à glisser doucement, s'avançant par un mouvement continue et lent, sans la moindre saccade. Puis, à un moment donné, la paupière supérieure commence à son tour à descendre lentement sans saccades, et finit par recouvrir presque complètement le globe, ne limitant plus avec l'inférieure qu'une fente presque linéaire, à travers laquelle on aperçoit la pupille en bas et en dedans. Puis D..., ne pouvant retenir plus longtemps sa respiration, cesse de faire effort ; alors peu à peu, le globe se retire par le même mouvement, lent, continu et sans saccades, et reprend sa place profonde dans l'orbite, en même temps que par un mouvement analogue la paupière supérieure se relève. Tout est rentré dans l'ordre.

Tel est le mécanisme de cette exophtalmie. Quand elle se manifeste, l'orbite subit des modifications profondes.

L'excavation est remplacée par une saillie globuleuse qui déborde de plusieurs millimètres le rebord orbitaire ; les culs-de-sac palpébraux, d'abord creux, se remplissent, se tendent, puis se gonflent, et quand l'exophtalmie est à son maximum, le sujet devient méconnaissable. L'œil, dans sa marche en avant, a poussé devant lui les téguments de la base de l'orbite, qui sont gonflés et congestionnés.

Le sourcil, au lieu d'être tombant, se relève, au contraire, et s'éloigne de l'arcade orbitaire. Mais, en aucun point des téguments, il n'existe de tumeur variqueuse, ni autre ; *il y a gonflement, mais non tumeur.* Ce gonflement comprend tout un territoire dont les limites débordent la base de l'orbite et qui se confond comme en dégradant avec les parties voisines. Il intéresse essentiellement les culs-de-sac palpébraux et surtout l'inférieur.

Si, dans cet état d'exophtalmie, on invite le sujet à relever la paupière supérieure, il n'y parvient que très difficilement. Mais on peut la relever avec les doigts, et si alors on le prie de regarder dans toutes les directions, on constate que *les mouvements du globe sont un peu gênés*, moins étendus, surtout les mouvements en dedans et en haut, mais encore possibles et toujours synergiques avec ceux du côté droit. En somme, il y a impotence fonctionnelle purement mécanique, liée à la présence en arrière du globe d'une tuméfaction, dont j'aurai à discuter la nature. Je ferai remarquer, d'ailleurs, que D... peut empêcher la ptose de se produire, s'il a soin de maintenir la paupière énergiquement relevée dès le début de l'exophtalmie, et que la même intervention énergique peut empêcher la déviation du globe en bas et en dedans.

Je reviendrai dans un instant sur l'examen détaillé de la fonction visuelle.

J'ai dit qu'avec la cessation de l'effort l'exophtalmie disparaissait graduellement. J'ai pu la faire cesser *instantanément par une pression légère* exercée sur le globe avec les doigts. En pratiquant cette réduction, je n'ai rencontré aucune résistance, je n'ai provoqué aucune douleur, ni aucun trouble cérébral.

J'ai répété la même *épreuve de l'effort, le sujet étant couché sur le dos*, et j'ai vu l'exophtalmie se produire avec les mêmes caractères que précédemment, mais à un degré un peu moindre, ce que j'attribue à l'influence du poids de l'œil sur la tuméfaction veineuse.

b. Inclinaison de la tête en avant. — J'ai constaté les mêmes phénomènes chaque fois que D... baissait la tête pendant quelques secondes. C'est dans cette circonstance que j'ai pu observer le plus haut degré d'exophtalmie ; il me semble que la raison en est dans ce fait qu'ici la pesanteur se joint à la stase veineuse, et cela d'autant plus facilement que l'appareil ligamenteux de l'œil est relâché.

c) Compression des jugulaires internes. — Convaincu, en présence des faits précédents, que la cause de l'exophtalmie était de nature veineuse, j'eus l'idée, pour confirmer ma pensée, de comprimer les jugulaires.

Je comprimai d'abord la jugulaire gauche et je provoquai la protrusion du globe.

Je comprimai ensuite les deux jugulaires en même temps et j'obtins plus rapidement l'exophtalmie.

Je comprimai la jugulaire droite seule et l'exophtalmie apparut.

Je répétai ces épreuves dans la position verticale et dans le décubitus dorsal : les résultats furent identiques.

En résumé, j'ai varié l'épreuve en combinant la compression des deux jugulaires ou d'une seule, la droite ou la gauche, avec les différentes attitudes de la tête, et je suis arrivé aux conclusions suivantes :

1º Que la compression porte sur les deux jugulaires ou sur une seule, la droite et la gauche indifféremment, l'exophtalmie peut être obtenue au même degré ; la seule différence consiste dans la rapidité avec laquelle elle atteint son maximum;

2º La plus grande rapidité est obtenue par la compression simultanée des deux jugulaires ;

3º La compression isolée de la jugulaire droite ou de la gauche produit l'exophtalmie dans le même temps, avec peut-être cependant une légère différence en faveur de la jugulaire gauche.

4º *Autres caractères objectifs.* — *a.* — *La compression de la carotide primitive* est sans influence ; elle ne fait pas cesser l'exophtalmie.

b. — *L'influence des mouvements respiratoires* est négligeable, en dehors de l'expiration forcée qui constitue l'effort.

c. — Aussi inappréciables sont les effets des deux temps de la *révolution cardiaque.*

d. — Le globe oculaire n'est animé d'*aucun battement, d'aucune pulsation;* l'auscultation ne révèle *pas de souffle* dans l'orbite.

5° *Etat de la fonction visuelle.* — Pour cette partie de mon observation, j'ai tenu à prendre l'avis d'un spécialiste. M. le Dr Parinaud a bien voulu se charger de cet examen. Je lui suis reconnaissant de la bienveillance qu'il m'a témoignée, et je ne puis mieux faire que de transcrire *in extenso* la note qu'il m'a remise.

Acuité visuelle. — Œil droit, emmétrope 5/5. Œil gauche, le punctum proximum à l'état normal est à 22 centimètres ; il s'éloigne sous l'influence de l'exophtalmie et la vision s'améliore immédiatement par l'application d'un verre convexe. L'acuité visuelle est de 5/2.

Accommodation pupillaire. — Sous l'influence de l'exophtalmie, la pupille de l'œil gauche paraît réagir d'une manière moins accusée à la lumière. Lorsque l'œil est revenu à son état normal, la réaction pupillaire est égale dans les deux yeux.

Il ne se produit *jamais et dans aucune direction de diplopie* sous l'influence de l'exophtalmie.

L'exophtalmie, à son maximum, rétrécit le champ visuel de 10 à 15 degrés du côté temporal.

L'examen ophtalmoscopique ne montre *aucune altération de la papille*, aucune trace de congestion rétinienne, même pendant l'exophtalmie ».

En outre, M. Parinaud confirma l'exactitude des caractères

que j'ai décrits plus haut, et notamment l'intégrité des muscles moteurs de l'œil et du releveur de la paupière supérieure. Il attribue également à une cause purement mécanique l'impotence fonctionnelle légère de ces muscles au moment de l'exophtalmie.

Pour lui, la diminution de l'accomodation pupillaire tiendrait bien plus au tiraillement des nerfs ciliaires qu'au réflexe vasculaire. Enfin, il m'a conseillé d'insister sur le gonflement des culs-de-sac palpébraux, en raison du rapprochement qu'évoque ce gonflement avec la maladie de Basedow, dans laquelle il précède souvent de longtemps l'apparition de l'exophtalmie.

5° *Etat de la santé générale.* — La santé de D... peut être considérée comme parfaite. Le cœur est indemne malgré les deux attaques de rhumatisme.

En aucune région du corps il n'existe de varices.

Voici dans le *Traité des maladies des yeux*, de M. le professeur Panas (1), le passage correspondant au sujet qui nous occupe.

« Chez notre malade âgée de 38 ans, ces particularités étaient on ne peut plus nettes.

A l'âge de 18 ans, chute sur la région sourcilière gauche, suivie d'un léger goître. Il y a dix ans, apparition d'une tumeur veineuse, grosse comme une noisette, à l'angle supéro-interne de l'orbite gauche, toutes les fois que la malade se penche ou fait un effort. Cinq ans plus tard, dans le cours d'une grippe,

---

1. Panas. *Traité des maladies des yeux.* T. II, p. 401.

ecchymose palpébrale du même côté, avec léger strabisme interne concomitant de l'œil droit.

Jamais de battements ni de souffle. Un an après, enorbitis que la malade essaye de dissimuler en se serrant le cou avec un ruban ; mais bientôt, par suite de l'exagération de l'enfoncement, cet artifice devient insuffisant. Jusqu'alors, la vue est restée normale et l'affection n'a déterminé aucune douleur, sauf dans l'attitude penchée, qui s'accompagne de forte exophtalmie »,

Richter (1) a publié sous le titre de exophtalmie non pulsatile intermittente un cas où l'exophtalmie à volonté est manifeste, mais où il n'y a pas d'enophtalmie habituelle. Cependant, comme il s'agit d'une jeune fille de quatorze ans, il est infiniment possible qu'elle ait eu une tendance à se produire plus tard.

Voici cette observation résumée par Jocqs (2).

Une jeune fille de 14 ans, se présente à la clinique en disant que, depuis un an, il se produit une protrusion de son œil droit lorsqu'elle penche la tête. Elle ne peut invoquer comme étiologie ni aucun traumatisme, ni aucun effort considérable.

L'acuité visuelle est normale. L'examen ophtalmoscopique ne dénote rien de particulier au fond de l'œil.

En faisant pencher le corps de la malade, on constatait une forte exophtalmie de l'œil droit. Les paupières œdématiées ne pouvaient se fermer. A travers la paupière supérieure, on voyait une coloration bleuâtre.

1. *Archiv. für Augenheilkunde*, vol. XXXI, fasc. 1.

2. *La clinique ophtalmologique*, 1895.

Les mêmes phénomènes se produisaient par suite de la compression de la veine jugulaire droite.

Lorsque la jeune fille reprenait la station verticale, tout rentrait dans l'ordre.

L'auteur est convaincu que les veines rétrobulbaires étaient dilatées.

En 1895, MM. Van Duyse et Bribosia (1) ont publié un nouveau cas et émis pour la première fois des considérations qui nous paraissent d'une grande justesse sur l'essence de la maladie qu'ils considèrent comme causée essentiellement par une *trophonévrose* due à une lésion du sympathique céphalique. Ils insistent de plus sur le mode de production de l'enophtalmie et sur certains phénomènes pupillaires.

Voici leur observation :

Désiré R..., 29 ans, houilleur à Trazegnies (Hainaut), ayant terminé sa journée au fond de la bure, le 28 septembre 1894, marchait rapidement dans une galerie peu éclairée, lorsque sa face vint heurter du côté droit une solive saillante.

C'est la région circum-orbitaire qui paraît avoir porté, une forte ecchymose des paupières ayant été la suite de la contusion.

Le sujet a continué sa route plus ou moins « hébété ». « Il n'était plus le même ». Il ne paraît pas que l'œdème palpébral ait été tel que l'œil fût entièrement fermé. Le « blanc de l'œil » à été injecté. Il y a eu des douleurs sourdes la nuit, pendant près

1. Van Duyse et Bribosia. *Enophtalmos avec exophtalmie intermittente volonté. Arch. d'Opht.* 1895.

de deux mois, surtout vers le front. C'est tout ce qu'on peut ti-
rer de cet homme d'intelligence médiocre.

D'après une note qui nous a été fournie par le confrère qui lui
a donné des soins antérieurement, le sujet est atteint de tuber-
culose au premier degré.

Désiré R..., a un motif bien singulier à faire valoir pour expliquer son incapacité absolue au travail. Depuis quelque temps, depuis la mi-novembre, chaque fois qu'il se baisse, chaque fois qu'il
fait un effort, « l'œil lui sort de la tête » ; il n'y voit plus et d'assez vives douleurs s'irradient au pourtour de l'orbite.

Nous constatons ce qui suit :

Il n'existe aucune cicatrice visible au pourtour de l'orbite.

Il n'y a pas de plaie.

Ce qui nous frappe à première vue, c'est l'enfoncement de la
paupière inférieure entre le rebord de l'orbite et le globe oculaire, comme si une certaine quantité de tissu œdipeux avait disparu à ce niveau. On peut en dire autant de la paupière inférieure. L'œil dans la station debout ou assise ne présente d'autre
anomalie qu'un léger enfoncement, ce qui, joint à la position profonde du voile palpébral supérieur, communique à la face un certain degré d'asymétrie. Une mensuration approximative de la
saillie des deux yeux, en admettant la symétrie des canthus os-
seux externes de l'orbite, fournit, avec la double règle de Lan-
dolt : O. G. saillie 12 millimètres. O. D. saillie 8 millimètres.

Il y aurait donc un écart de quatre millimètres entre les deux
yeux, l'œil droit serait rentré de quatre millimètres. Il y a, en
d'autres termes, énophtalmos à droite, et vu la contusion, point
de départ des troubles observés, enophtalmos traumatique.

Il n'existe pas de vaisseaux variqueux au pourtour de l'orbite,

ni dans les paupières. Les ouvertures palpébrales sont semblables
L'examen ophtalmoscopique ne montre aucune anomalie.

Aucune gêne dans le fonctionnement des muscles oculaires, à
noter seulement, dans le regard en haut, le nystagmus si fré-
quent chez les ouvriers des mines.

Que notre malade vienne à faire un effort quelconque, en soulevant un poids, en soufflant dans la main fermée, qu'il se baisse
pendant un temps très court, moins d'une minute par exemple,
et aussitôt les deux paupières droites s'écartent en se bombant,
l'œil glisse lentement, progressivement en avant. Il est repoussé
en avant, en bas et en dehors, et, au summum de la procidence, la
pupille droite se dilate brusquement. L'exophtalmie est moins
forte que dans la position inclinée en avant et en bas de la tête.

La compression de la jugulaire droite détermine déjà la saillie
de l'œil droit. Elle se prononce davantage quand on fait la compression des deux côtés.

Bref, le phénomène se produit chaque fois que la tension intra-
vasculaire vient à augmenter dans le système veineux de la tête.

La vision est abolie lorsque la projection de l'œil se fait à un
degré notable. Il y a toujours et dans toutes les positions diplopie au début de l'exophtalmie.

L'ophtalmoscope ne nous a montré pendant l'exophtalmie (compression des jugulaires) aucune modification vasculaire dans et
au pourtour de la pupille.

A la palpation on ne perçoit pas de tumeur rétrobulbaire.

Le stéthoscope ne révèle aucen bruit de souffle au pourtour de
l'orbite.

Aucune vibration, aucune pulsation ne se communique à la
main appliquée sur la région oculaire.

Le malade ne perçoit aucun souffle systolique, aucun susurrement dans la tête.

Notons l'absence de varices en des régions quelconques du corps.

Le summum de la procidence oculaire est atteint dans l'effort, la respiration étant retenue, au bout de 30 secondes en moyenne. Il faut quelques secondes de plus pour que, l'effort venant à cesser, l'œil puisse reprendre sa place normale.

Pendant l'exophtalmie, on repousse très facilement l'œil au fond de l'orbite ; l'affaissement des tissus propulsés en avant avec l'œil est rapide, immédiat.

Lorsque le malade est couché sur le dos, l'œil ne rentre pas davantage dans l'orbite. Il fait au contraire une légère saillie et la pupille est déviée en bas et un peu en dehors. Il y a diplopie avec écart des images en hauteur.

Dans la position couchée sur le côté, plus spécialement sur le côté droit, les deux paupières bombent à droite, le globe faisant une plus forte saillie que tantôt. Il y a toujours diplopie ; on la constate encore quand le malade se couche sur le ventre.

La diplopie persiste une fraction de minute lorsque la position verticale est reprise. Dans la station assise, en comprimant la jugulaire droite, on détermine de face une diplopie homonyme, aux images superposées. L'écartement de ces images augmente à mesure que la projection de l'œil s'accentue, par une compression plus énergique de la jugulaire droite ou en s'adressant simultanément à la jugulaire gauche.

Enfin il nous a été donné d'examiner dans le service de M. le professeur Panas un malade atteint de l'affection qui nous occupe et nous avons

entendu une longue et intéressante clinique de notre maître sur ce sujet où il a comme nous le ver-
rons en étudiant la pathogénie, largement insisté
sur l'origine trophoneurotique si probable, en éclai-
rant cette conception de comparaisons et d'exem-
ples frappants. Voici l'observation de notre malade,
telle que nous avons pu la prendre :

OBSERVATION PERSONNELLE

Le nommé B..., âgé de 21 ans, employé, israélite, demeurant
rue de Turenne, se présente à la consultation ophtalmologique de
l'Hôtel-Dieu.

Il se plaint d'être atteint d'une exophtalmie intermittente de
l'œil droit.

Le début a eu lieu, il y a environ trois mois et le malade s'est
aperçu pendant qu'il penchait la tête en écrivant, que l'œil tendait
à proéminer. L'affection s'est produite d'une manière absolument
spontanée ; il n'y a eu aucun traumatisme d'aucune sorte.

La défécation, le coït, tout effort et la compression des jugulaires provoquent en effet une exophtalmie de l'œil droit qui ne
diffère en rien de celle signalée dans les observations précéden-
tes.

Pendant l'exophtalmie, il nous a paru que les veines se dilataient
légèrement sans pulsations. Le fond de l'œil est normal à l'état
habituel et il existe de ce côté une très légère enophtalmie sans
ptosis. L'œil droit est myope de deux dioptries et son acuité
visuelle est normale. L'œil gauche est myope d'une dioptrie mais

une petite taie centrale datant de l'enfance réduit l'acuité visuelle à moitié.

Les pupilles sont bien mobiles. Celle de l'œil droit, contrairement à ce qu'on pourrait supposer, est un peu plus large que l'autre ; à la palpation de l'orbite à l'état d'enophtalmie, on ne sent rien de spécial.

A l'état d'exophtalmie, on sent une rénitence de l'orbite, mais sans tumeur caractérisée.

Il n'y a aucune dilatation veineuse sur les paupières ni au visage.

Le malade qui est petit, très brun et très pâle, d'une constitution délicate, présente un certain degré de neurasthénie. Il a l'ouïe faible, ce qui est probablement dû à une rhinopharyngite granuleuse chronique datant de trois ou quatre ans et ayant probablement enflammé la trompe d'Eustache. Le malade a eu des hémorrhoïdes pour la première fois il y a trois ans. Il n'a pas de varices aux jambes. Sa force musculaire est médiocre et il ne peut serrer un objet avec la main sans être pris d'un tremblement surtout marqué dans le bras droit.

Le cœur est normal, malgré une tendance aux palpitations et à l'essoufflement. Il n'a pas de tachycardie.

En somme il y a un certain degré de dégénérescence névropathique.

Étiologie

A. — *Causes prédisposantes.*

Nous remarquons que la maladie ne se rencontre pas dans la vieillesse; elle est plutôt l'apanage de l'adolescence et de l'âge mûr. Dans un cas, l'affection était congénitale.

Elle est aussi, selon notre statistique, plus fréquente chez l'homme que chez la femme, puisque sur douze observations, nous trouvons huit hommes et seulement quatre femmes. Les professions qui exigent des efforts violents ou l'inclinaison répétée de la tête (comptables), favorisent la production de la maladie. Il est cependant des cas où l'origine professionnelle ne peut être invoquée.

L'hérédité ne paraît pas fournir dans la majorité des cas d'antécédents intéressants. Cependant dans un cas, le jeune israélite malade était le onzième enfant d'un père qui avait 74 ans au moment où nous avons observé son fils. Le malade étant âgé de 21 ans, avait donc été engendré par son père à l'âge de 52 ans. La mère est actuellement atteinte de néphrite

interstitielle. Des autres enfants, quatre survivent.
Parmi les morts, un a succombé en bas-âge, hydro-
céphale; les autres sont morts avant dix ans de
cause inconnue.

L'état général n'est pas toujours parfait; dans
notre cas, la neurasthénie était évidente chez ce
sujet débile et pâle. Un tremblement nerveux plus
marqué dans le bras droit le saisissait au moment
où il serrait fortement un objet. L'ouïe était dure et
le malade était atteint d'une pharyngite granuleuse
chronique depuis plusieurs années. Il avait des hémorrhoïdes, mais pas de varices aux jambes. Le
cœur était normal : il n'y avait point de tachycardie, mais une certaine tendance aux palpitations et
à l'essoufflement.

Dans le cas de Magnus, nous trouvons des dilatations variqueuses de la tête du même côté que l'affection. Dans les autres observations, nous ne rele-
vons pas la coexistence de varices apparentes en un
point quelconque du corps.

B. — *Causes déterminantes.*

Le traumatisme de la région orbitaire est relevé
deux fois dans nos observations; d'autres fois, c'est
après un violent effort (Mackensie) que se sont ma-
nifestés les premiers symptômes.

Le plus souvent, le début est insidieux; peut-être
dans ces cas-là un traumatisme ou un effort peu vio-

lents qui par conséquent avaient peu retenu l'attention du malade, sont-ils l'origine ignorée; et ce n'est que par hasard que celui-ci à l'occasion d'un léger effort, ou de l'inclinaison de la tête, remarque la protrusion rapide de son œil.

Symptomatologie

Le début de l'affection est variable, tantôt insidieux, tantôt brusque, ainsi que nous l'avons montré au chapitre de l'étiologie.

Chez le malade de Magnus seul, l'affection existait dès la naissance.

En somme, dans les cas traumatiques, le début qui
peut cependant être très rapproché de l'accident est
plutôt en général très lent. Dans les cas spontanés,
c'est par hasard que le malade s'aperçoit de l'exophtalmie qui attire son attention la première. Cependant, il existe presque toujours dès ce moment là, une
légère enophtalmie. Cette enophtalmie s'accompagne exceptionnellement d'une tumeur veineuse, orbitaire, intermittente. Dans un cas que mon frère a
observé de son côté, il existait, malgré l'absence de
toute tumeur veineuse, une légère exophtalmie permanente qui se transformait en une exophtalmie
très marquée dans les mêmes conditions que celles
signalées pour nos malades (efforts, coït, compression des jugulaires).

Les symptômes sont à peu près les mêmes pour
tous les malades et, en somme, il suffit de lire une

des observations signalées plus haut pour y trouver la symptomatologie typique. Au point de vue de l'exophtalmie, dont l'apparition se produit à tout effort, en penchant la tête en avant, ou à la compression des deux (ou d'une seule) jugulaires, Sergent remarque avec raison qu'elle est réductible spontanément par la cessation de la cause, ou plus rapidement si l'on comprime l'œil. Sergent a de plus remarqué que la paupière supérieure s'abaissait notablement pendant l'état d'exophtalmie ; les mouvements du globe sont un peu moins étendus, mais encore possibles. La compression de la carotide primitive est sans effet. Sergent affirme que l'exophtalmie s'exagère dans le décubitus dorsal. L'affection est indolente, malgré une sensation de lourdeur et de *réplétion* orbitaire. Au point de vue visuel, des défauts de réfraction peuvent coexister mais sans rien de spécial, et rien ne prouve qu'ils se modifient au cours de l'évolution de la maladie. Pendant l'exophtalmie, la vue se brouille comme Mackensie, Groning, Vieusse et nous-même l'avons remarqué. A l'examen opthalmoscopique, Sergent, d'après un examen de Parinaud, affirme qu'il n'y a aucune modification. Néanmoins dans notre cas, les veines de la rétine nous ont paru un peu plus dilatées pendant la période exophtalmique.

Nous n'avons pas remarqué de notable différence dans le calibre des veines rétiniennes, chez un sujet sain dont on comprime les jugulaires pendant l'examen ophtalmoscopique.

A côté de l'examen de la paupière supérieure, l'examen de la pupille est important au point de vue de la possibilité d'une lésion sympathique.

Dans notre cas, la pupille de l'œil droit, côté malade, était un peu plus *large*, au lieu d'être plus étroite comme elle l'est dans les cas typiques de parésie sympathique.

Dans le cas de Sergent, la pupille était plus large.

Van Duyse note la brusque dilatation de la pupille au moment de la protrusion de l'œil.

La lésion est unilatérale. Elle affecte indifféremment l'un ou l'autre des deux yeux.

A la palpation, on ne remarque ni pulsations, ni tumeur dans la majorité des cas ; pas de souffle à l'auscultation. Nous n'avons pas trouvé de tachycardie. Les autres conditions et circonstances concomitantes ont été indiquées à l'étiologie.

L'évolution de la maladie a jusqu'ici été assez mal indiquée. Il est possible, comme le fait remarquer Sergent, que la répétition de l'exophtalmie ne tende à favoriser la dilatation veineuse, sans pour cela qu'on puisse supposer que la veine variqueuse pourrait aller jusqu'à se rompre. La seule malade suivie pendant longtemps par Panas, et qui avait une véritable tumeur veineuse intermittente, nous montre cependant que l'enophtalmie tend continuellement à s'exagérer par la rétraction et la résorption progressive des tissus orbitaires, au point de devenir extrême, malgré certains artifices (compression du cou par un ruban). L'affection paraît tendre sans cesse à une enophtalmie progressive. A part cela, le pronostic concernant la vue et la vie paraît favorable. Il nous paraît donc prématuré de dire avec Van Duyse que « si bien de ces exophtalmies à volonté peuvent être pendant de longues années non compliquées d'exophtalmie permanente, elles pourraient bien prendre ce chemin, conformément aux données anatomo-pathologiques sur la genèse de certains angiomes. »

Pathogénie

Il n'existe aucune autopsie de malade ayant été atteint d'exophtalmie intermittente. Cependant il est certain que c'est par la réplétion des veines que l'exophtalmie se produit. Déjà Mackensie avait admis cette interprétation puisqu'il pensait que l'exophtalmie résultait ici d'un *état variqueux* des veines ophtalmiques sous l'influence de la pesanteur. Comme l'a démontré Sergent et comme les cas de Panas et le nôtre le prouvent, la compression des veines jugulaires, par son action directe sur l'exophtalmie, démontre aussi que l'exophtalmie est de nature veineuse. Du reste la ligature des deux veines jugulaires chez le chien provoque une exophtalmie double et considérable sans pulsation (Sattler, Stilling et Boddaert). C'est l'opinion générale, en somme, jusqu'à Van Duyse et Vieusse.

Nous n'insisterons pas sur l'interprétation de Vieusse qui attribuait la maladie à une communication entre la cavité arachnoïdienne et la capsule de Tenon. Nous ne croyons pas qu'on puisse faire valoir un seul argument solide en faveur de cette hypothèse.

Il est également certain que la lésion n'est pas constituée par un véritable angiome. Nous retrouverons au diagnostic les caractères des angiomes orbitaires. L'exophtalmie y est généralement constante ; elle s'exagère.

Très généralement aussi, il existe, à l'exception de certains cas d'angiomes contenus dans l'entonnoir musculaire, une tumeur vasculaire saillant sous les paupières et s'accompagnant au pourtour de l'orbite et sur la face de nœvi ou d'autres angiomes.

Nous restons donc en présence d'une exophtalmie veineuse qui pourrait rappeler le varicocèle (Sergent).

Les veines sont dilatées, mais beaucoup moins probablement qu'on ne pourrait le croire, puisque l'œil est en général à l'état d'énophtalmie. Il ne s'agit donc pas à notre avis de véritables varices de l'orbite, d'autant plus que les veinules périorbitaires ne paraissent pas subir une dilatation anormale. D'autre part, il est bien certain que le tissu graisseux de l'orbite est en grande partie disparu quelque temps après le début de la maladie et qu'il tend à disparaître progressivement et indéfiniment.

Il s'agit donc de savoir dans ces cas d'exophtalmie et d'énophtalmie alternantes purement unilatérales (puisque la compression des jugulaires n'entraîne du côté opposé, normal, aucun trouble appréciable), si la dilatation des veines, peu malades,

ne peut même s'effectuer qu'à cause de la disparition du tissu cellulo-graisseux de l'orbite, ou bien
si c'est à cause d'un changement de structure dans
la paroi même des veines. Il nous semble extrême-
ment probable que les lésions sont simultanées sur ces
divers points et nous admettons que l'atrophie porte
essentiellement à la fois : 1° sur le tissu graisseux
de l'orbite ; 2° sur tout le système musculaire lisse
qui double la capsule de Tenon et cloisonne l'orbite, et qui est annexé aux muscles de l'œil sous le
nom d'appareil des muscles à fibres lisses de Müller
et de Sappey ; 3° nous croyons que la perte de tonicité de la paroi veineuse est essentiellement due à la
diminution ou à la disparition des fibres musculaires
lisses qui se trouvent dans les parois veineuses nor-
males.

Par suite, les veines ayant perdu leur tonicité et
leur élasticité, se laissent distendre au maximum et
sans résistance, tout comme un sac de toile se laisse
remplir d'eau tandis qu'une poire en caoutchouc ne
subit nullement la même dilatation. D'autre part, si
le tissu cellulo-graisseux de l'orbite était intact, il
s'opposerait en partie à la dilatation veineuse, ou
tout au moins il n'y aurait point d'énophtalmie à l'é-
tat habituel, énophtalmie qui croît sans cesse.

D'après cette hypothèse qui nous paraît la plus
justifiée, la dilatation des veines, l'atrophie du tissu
musculaire lisse qui est contenu dans leurs parois, et
qui est également annexé à l'appareil musculaire de
l'orbite, enfin la disparition du tissu graisseux, ne

sont pas subordonnées les unes aux autres. En d'autres termes, il n'y a pas, par exemple, dilatation des veines, parce que le tissu cellulaire de l'orbite s'est atrophié, mais l'atrophie des différentes parties est simultanée et reliée à une *cause unique* sur laquelle nous allons insister plus loin.

Sergent a admis comme cause première de la dilatation veineuse une prédisposition locale qui ferait de son cas une anomalie congénitale.

« Cette anomalie peut être, selon toute probabilité, fort variable, et je me bornerai à signaler, sous toutes réserves, les hypothèses, qui me paraissent vraisemblables :

1° Anomalie portant sur le squelette (étroitesse de la fente sphénoïdale par exemple, au point de passage de la veine ophtalmique);

2° Anomalie portant sur les parties molles (absence du tissu cellulo-adipeux de l'orbite et relâchement de l'appareil ligamenteux);

3° Anomalie portant sur les veines (parois minces et peu résistantes). »

Nous ne croyons pas que l'hypothèse d'une anomalie congénitale soit justifiée, et nous croyons beaucoup plutôt à une lésion acquise.

Van Duyse a émis l'hypothèse qui nous semble fort justifiée, d'une trophonévrose orbitaire portant sur le tissu cellulo-graisseux et musculaire et ayant très probablement comme origine le sympathique céphalique. On sait en effet malgré le doute relatif qui plane sur cette question que l'enophtalmie d'origine traumatique reconnaît également pour cause des troubles trophiques portant sur le tissu musculaire lisse et cellulo-graisseux de l'orbite. On sait d'autre part que le tissu musculaire orbitraire lisse (muscle de Müller) et celui des veines sont innervés par le grand sympathique.

Il semble donc que l'affection qui nous occupe soit une *trophonévrose* orbitaire unilatérale portant sur les parties innervées par le grand sympathique dans l'orbite. Du reste, M. le professeur Panas penche vers cette théorie.

Quant à ce que les lésions du grand sympathique cervical entraînent du côté de l'orbite, si l'on s'en rapporte d'une part aux sections du sympathique (P. du Petit, Cl. Bernard), et d'autre part au tableau clinique actuellement bien connu de la parésie du grand sympathique cervical. Au point de vue clinique, dans cette affection qui survient soit spontanément, soit par compression du sympathique au cou (tumeurs, adénites, etc.), nous constatons unilatéralement, un certain degré d'énophtalmie, du myosis, un léger ptosis.

Mais l'exophtalmie intermittente, qui aurait tellement ému le malade et frappé le médecin, n'est signalée à aucune période.

Par contre, on sait que les phénomènes vasculaires qui accompagnent la section ou la paralysie du grand sympathique peuvent avec les années s'atténuer et disparaître, tandis que le ptosis et le myosis persistent. L'exophtalmie intermittente n'est pas non plus signalée dans les suites de la section du cordon cervical.

D'autre part, la section ou la dystrophie du trijumeau doivent être examinées ici. On sait qu'alors il y a anesthésie de l'œil et des paupières et souvent kératite neuro-paralytique. Néanmoins, malgré l'absence de ces symptômes dans l'hémiatrophie faciale, un grand nombre d'auteurs admettent que cette dernière est causée par une trophonévrose du trijumeau, contrairement à la théorie bordelaise qui admet une lésion primitive du tissu conjonctif. Cependant certains pensent que le sympathique peut être en cause; on sait en effet que la paralysie du sympathique cervical donne un certain degré d'énophtalmie et qu'il existe souvent des troubles trophiques ou vaso-moteurs du côté facial correspondant.

D'autre part au point de vue clinique, il n'existe ni un myosis, ni une blépharoptose marquée du côté lésé. Rien ne prouve que le trijumeau soit en jeu, et il n'y a aucun symptôme de sa paralysie dans l'affection qui nous occupe.

Il est possible que seuls les filets orbitaires du sympathique soient pris, et encore, certains d'entre eux.

Il reste donc encore à chercher si la trophonévrose qui nous paraît indiscutable dans l'énophtalmie et l'exophtalmie alternantes, est due à une trophonévrose du sympathique cervical ou du trijumeau, bien que, malgré les contradictions, il semble plutôt résulter de l'ensemble des faits que le sympathique cervical est en cause.

On peut, dans le but d'affermir cette conclusion,
se livrer à des comparaisons avec des affections semblables et dans le domaine de la clinique et de la
pathologie interne, et d'autre part, soit instituer des
expériences destinées à amener la production de la
maladie, soit rechercher dans les nombreuses expériences pratiquées sur le sympathique cervical quelles ont été les suites immédiates ou tardives de la
section du sympathique cervical, au point de vue
de l'exophtalmie et de l'énophtalmie.

Si nous examinons les *trophonévroses faciales*
et en particulier l'hémiatrophie faciale progressive,
voici ce que nous trouvons pour la *partie oculaire
de ses symptômes* (1).

« Le tissu graisseux de l'orbite disparaît fréquemment ; l'œil s'enfonce dans la cavité et devient plus
petit du côté malade que du côté sain, complétant
l'aspect sénile d'une moitié du visage. Quelquefois
il y a un ectropion. » On sait de plus qu'il peut
exister du côté correspondant des choriorétinites,
choriorétinites disséminées, opacifications partielles
du cristallin, ramollissement du corps vitré et corps
flottants (Kalt). Des altérations identiques ont
été constatées par Hirschberg dans un cas d'hémiatrophie faciale.

En somme, la maladie qui débute spontanément

---

1. Grasset. *T. des m. nerveuses*, 4ᵉ éd., t. II, p. 185 et suiv.

dans la majorité des cas ou quelquefois à la suite
d'un traumatisme crânien, a un grand nombre de
symptômes qui n'existent nullement dans l'exophtalmie qui nous occupe (taches cutanées, atrophie
complète de la peau et du tissu cellulaire, état de la
sécrétion sudorale et sébacée, atrophie des os, lésions de la langue, du voile du palais et de la luette).

Diagnostic

Le diagnostic de cette singulière affection ne présente en général aucune difficulté lorsqu'on est prévenu de son existence et surtout lorsqu'on en a observé un seul cas. On reconnaîtra donc facilement l'exophtalmie intermittente, surtout si dans tous les cas d'exophtalmie ou d'énophtalmie, on s'attache à faire exécuter au malade les efforts suivants, après l'avoir soigneusement interrogé pour savoir les phénomènes qui se produisent du côté de son œil pendant d'autres efforts, tels que défécations, coït, etc. On lui fera donc toujours pencher la tête en avant et soulever un objet pesant (fauteuil, table), pour voir si dans ces conditions l'exophtalmie apparaît. Enfin on pratiquera toujours dans toute exophtalmie et dans toute énophtalmie la compression des jugulaires pour en noter l'effet immédiat.

On ne confondra donc pas l'énophtalmie et l'exophtalmie alternante avec l'exophtalmie stable et définitive des tumeurs orbitaires, avec celle du goître exophtalmique, même dans les cas exceptionnels, où dans la maladie de Basedow, l'exophtalmie reste unilatérale.

Il sera quelquefois plus délicat de grouper les autres exophtalmies voisines de l'exophtalmie à volonté et de les en différencier. En effet, on n'est pas encore complètement fixé sur la nature exacte de la dilatation veineuse de l'orbite accompagnée de bruit de souffle et quelquefois d'exophtalmie pulsatile.

Dans quelques-uns des cas d'exophtalmie intermittente, on peut remarquer que l'œil atteint d'exophtalmie intermittente est en état ordinaire plus saillant que l'autre et par conséquent n'est jamais dans un état d'énophtalmie. Il ne s'agissait plus d'énophtalmie suivie par instant d'exophtalmie, mais bien d'une exophtalmie permanente qui *s'exagérait* sous l'influence des efforts.

Ces cas sont, comme on le voit, très voisins de ceux qui font le sujet de notre thèse et il y a évidemment une dilatation veineuse qui peut expliquer l'exophtalmie permanente tout comme son exagération. Il faudrait suivre pendant longtemps les malades pour savoir si leur état habituel s'accentue dans le sens exophtalmie ou dans le sens énophtalmie. Car, dans nos cas bien qu'elle existât dès le début à un léger degré, l'enophtalmie considérable ne s'est développée qu'après de longues années.

Le diagnostic avec les angiomes sera plus facile. Les angiomes sont susceptibles de s'accroître momentanément sous l'influence d'efforts, de la compression des jugulaires, mais tous les angiomes sont caractérisés par un notable degré d'exophtalmie permanente.

mentanément sous l'influence d'efforts, de la compression des jugulaires, mais tous les angiomes sont caractérisés par un notable degré d'exophtalmie permanente.

Traitement

Evidemment le traitement applicable sera difficilement efficace. En dehors du traitement palliatif et esthétique de l'énophtalmie fait par la dame (citée par Panas) qui nouait un ruban autour de son cou pour redonner à son œil une situation convenable, on pourrait appliquer à la maladie simultanément le traitement des trophonévroses en général et celui qu'on a appliqué aux varices. Contre l'état variqueux, on pourra prescrire l'élixir d'hamamelis virginica.

Contre la trophonévrose, l'électrisation pourra être utilement employée.

Conclusions

1° Il existe une affection orbitaire, d'origine traumatique ou spontanée, caractérisée par la succession de deux états opposés, l'énophtalmie et l'exophtalmie.

2° Cette exophtalmie se produit à tout effort, volontaire ou involontaire, et par la compression des jugulaires;

3° L'énophtalmie constitue l'état habituel des malades.

4° L'affection qui nous occupe a reçu le nom d'exophtalmie intermittente ou d'exophtalmie à volonté; il nous paraît préférable de consacrer dans une même dénomination l'existence successive de l'énophtalmie et de l'exophtalmie. Aussi croyons-nous que l'appellation la plus explicite est la suivante : *énophtalmie et exophtalmie alternantes* (A. Terson).

5° L'évolution paraît tendre vers une énophtalmie progressive.

6° La pathogénie, diversement interprétée jusqu'ici

doit être cherchée dans une trophonévrose qui a peut-être pour origine le grand sympathique.

7° Le traitement consistera dans l'électrisation, l'administration de toniques, et d'hamamelis virginica.

Index bibliographique

MACKENSIE. — Traité des maladies de l'œil, 1856.

GRÖNING. — New-York. Arch. fur Augen und Augen, 1873.

FOUCHER. — Gaz. des hôp., 1858.

DEMARQUAY. — Traité des tumeurs de l'orbite.

VIEUSSE. — Compte-rendu de l'Association pour l'av. des sciences, 1878.

MAGNUS. — Klin. Monatsbl., 1884.

GESSNER. — Centrabl. f. p. Augenheilk, 1889.

SERGENT. — Gaz. des Hôp., mai 1893.

PANAS. — Traité des maladies des yeux. Tome II.

RICHTER. — Arch. f. Augenheilk., vol XXXI, fasc. I.

VAN DUYSE et BRIBOSIA. — Arch. d'opht., 1895.

SCHWARZSCHILD. — Med. Rec. New-York, mai 1892.

A. TERSON. — Maladies des yeux (Traité de chirurgie clinique et opératoire dirigé par MM. Le Dentu et Delbet. Tome V).

Table des Matières

H. Jouve, imp. de la Faculté de médecine, 15, rue Racine, Paris.